L'ERREUR TERRASSÉE

PAR LA VÉRITÉ.

NOUVEAUTÉ
SURPRENANTE ET PIQUANTE
ET NÉCESSAIRE
POUR LE BIEN DE TOUS,
OU
L'ERREUR TERRASSÉE
PAR LA VÉRITÉ.

PRÉSENTÉ A L'ACADÉMIE DE MÉDECINE A PARIS, SOUS LE TITRE D'OBSERVATIONS SUR LA MÉDECINE, LE CHARLATANISME ET LES SCIENCES ACCESSOIRES.

PAR JEAN-FRANÇOIS-PASCAL TEMPLIER,
DE LA VILLE DE GRASSE, DÉPARTEMENT DU VAR.

Partisan de la vérité,
Je frappe sur l'erreur comme sur une enclume,
Et les écrits qui sortent de ma plume
Répandent la clarté.

DE L'IMPRIMERIE DE GUIRAUDET,
RUE SAINT-HONORÉ, N° 315.

1824.

AVIS AU PUBLIC.

Grands de tous les ordres, savans de toutes les classes, riches ou pauvres, jeunes ou vieux, fous ou sages, jaloux de coopérer, pour votre propre intérêt, et par le seul sentiment d'un amour fraternel, au bonheur général, je soumets par devoir à vos lumières et à votre désintéressement un Mémoire que j'ai fait présenter à l'Académie de médecine, à Paris, sous le titre d'*Observations sur la Médecine, le Charlatanisme et les sciences accessoires*. Veuillez bien en prendre connaissance, et porter votre jugement pour me servir de règle.

En accueillant favorablement ce premier essai de ma plume, je m'oblige de vous donner, sous peu, une nouvelle Théorie ayant pour préface les présentes Observations, qui annullera toute théorie, tout système admis jusqu'à ce jour, qui vous expliquera tout ce qui n'a pu être expliqué, qui vous fera connaître les causes de toutes nos maladies aiguës et chroniques, qui vous fournira les moyens de les prévenir ou de les guérir par un traitement sûr et simple. Il n'y aura d'incurables que celles dont la cause aurait détruit quelques uns de nos viscères.

Vous connaîtrez pareillement celles qui n'ont besoin, pour être guéries, que de la main d'un habile chirurgien.

En reconnaissance des soins et peines que je me suis donnés pour le bien de tous, j'ose espérer toute votre indulgence.

OBSERVATIONS

SUR

LA MÉDECINE, LE CHARLATANISME

ET LES SCIENCES ACCESSOIRES,

PRÉSENTÉES PAR JEAN-FRANÇOIS-PASCAL TEMPLIER, DE GRASSE, DÉPARTEMENT DU VAR, A L'ACADÉMIE DE MÉDECINE, A PARIS.

MESSIEURS,

Sans prévention, sans esprit, sans emphase, avec brièveté, simplicité et modestie, guidé par l'expérience, la lecture et la raison, j'ose vous présenter les Observations que je viens de faire sur la Médecine, le Charlatanisme et les Sciences accessoires.

Comme ce n'est que par des vérités qu'on peut relever des erreurs, je sens que ces vérités vont compromettre l'amour-propre et les intérêts de bien des gens, m'attirer leur inimitié et leur critique. Qu'à cela ne tienne!

J'en serai dédommagé si j'obtiens l'approbation de la majorité. Les vrais savans me sauront gré des peines que j'aurai prises pour ramener les choses dans leur route naturelle, et la seule idée de faire du bien à mes semblables me tiendra lieu de tout.

J'attends surtout de vos bontés toute votre indulgence.

Voyant avec peine et indignation que deux classes de charlatans, l'une ambulante et l'autre sédentaire, la plupart sans titres, infestent journellement nos cités, trompent avec effronterie le public, en lui vendant des drogues ou remèdes secrets qu'eux seuls possèdent, disent-ils, nous cornent sans cesse aux oreilles que ce n'est que pour l'honneur, par amour de leurs semblables et de l'humanité souffrante, qu'ils travaillent.

Vils imposteurs, si réellement vous teniez à l'honneur, si vous aimiez vos semblables, en feriez-vous un secret? Le temps approche où vous allez être démasqués, et vos prétendus spécifiques n'ont eu et n'auront désormais, à l'avenir, d'autre vertu que celle d'avoir escroqué et d'escroquer encore l'argent des imbécilles et des ignorans, très-souvent au préjudice de leur santé.

Voyant pareillement qu'il existe une lutte entre les charlatans et les médecins, et contradiction et discordance parmi les médecins entre eux ;

Voulant faire cesser cette lutte, et mettre les médecins d'accord entre eux, il faut, en premier lieu, en chercher la cause. Où la chercher? Sera-ce dans la maladie ou dans le remède qu'on peut la trouver? Non, puisqu'il y a tant de siècles qu'on l'y a vainement cherchée. Ce n'est donc que dans la science elle-même qu'on peut la découvrir.

Après avoir parcouru, assimilé et commenté, la plupart des auteurs anciens et modernes des quatre parties du globe, tant de médecine, de thérapeutique, que de chimie, de même que les journaux périodiques en rapport avec ces trois sciences, qui ont paru jusqu'à ce jour, malgré cet esprit d'analyse qui est si répandu, malgré les grandes et importantes découvertes qui se sont faites par ce moyen, et qui ont porté nos connaissances à un si haut degré ;

Il faut en convenir, la médecine est la seule des sciences qui n'ait rien gagné de tant de belles découvertes : on s'est attaché au nom et on a oublié la chose.

D'après cet examen, poussé par la raison et la vérité, je dis :

La médecine n'est qu'une science conjecturale : la réformer, en lui donnant une base, c'est rendre à l'humanité souffrante le plus grand des services ; et, par ce seul moyen, on peut paralyser le charlatanisme.

Jusqu'à présent, les causes d'un grand nombre de nos maladies, tant aiguës que chroniques, sont inconnues. Si elles l'étaient, la plupart de nos maladies aiguës ne se changeraient pas en chroniques, et on verrait disparaître un grand nombre de nos maladies que l'on croit incurables : il n'y aurait d'incurables que celles dont la cause aurait détruit un des principaux viscères contenus dans l'intérieur de notre frêle machine.

Comme toutes les sciences se prêtent un appui réciproque, celui qui est appelé à faire faire quelques progrès à l'une d'elles est sans doute celui qui réunit le plus de connaissances puisées dans toutes les autres.

Pénétrés de cette vérité, j'ai, pendant vingt-cinq ans, travaillé à m'instruire. Cependant, je l'avoue à ma honte, plus j'ai pénétré dans la science, plus j'ai reconnu et reconnais mon ignorance. Néanmoins, par mes recherches, je puis agrandir la science, aplanir de grandes difficultés, et expliquer la majeure partie de ce qui n'a pu être expliqué jusque aujourd'hui ; mais il restera encore beaucoup à faire.

Plus on sait, moins on sait.

Notre vie est trop courte, et notre esprit trop borné, pour tout connaître et tout approfondir. L'esprit est sujet de la matière, et celle-ci, suivant sa conformation, nous le distribue. Il en est de même de toutes les sensations humaines.

Si l'on ose me taxer de matérialisme, la définition nouvelle que je donnerai de la nature de la matière et de l'esprit prouvera le contraire.

Que ceux donc qui ont de l'esprit ne s'en glorifient pas : le hasard seul l'a fait, un rien le détruit.

L'esprit sans raison nous induit dans l'erreur; la raison seule nous éclaire.

Cependant, destiné, et même porté par instinct à la médecine, ayant, en qualité d'élève, suivi les hôpitaux militaires pendant plus de trois années, je voulus savoir, avant de me présenter sur les bancs de vos écoles, quelles étaient les sciences qu'un médecin devait connaître. Dès lors, j'appris que la médecine se divisait en anatomie descriptive, anatomie physiologique, en pathologie, chirurgie, hygiène, thérapeutique, botanique, chimie, physique et métaphysique.

Après bien du temps et de la peine, je parvins à me familiariser avec toutes ces sciences; et joignant la théorie à la pratique (car l'une ne peut marcher sans l'autre), je ne tardai pas à m'apercevoir qu'il existait en effet de grandes erreurs.

L'erreur est facile à discerner : l'erreur n'est utile qu'à quelques uns ; la vérité est utile à tous.

Mais avant de soumettre à vos lumières et à votre jugement une nouvelle théorie qui annullerait toute théorie, tout système admis jusqu'à ce jour, qui ferait disparaître toutes les erreurs, toutes les difficultés, en définissant et expliquant tout ce qui donnerait enfin une base à la médecine en la simplifiant, je veux, passant d'une science à l'autre, vous en démontrer toutes les erreurs, et vous prouver évidemment que, pour le bien général, il faut changer du tout au tout.

En commençant par l'anatomie descriptive, je vous dirai que cette science est celle qui a fait le plus de progrès, laisse le moins à désirer : aussi il serait à souhaiter qu'elle entrât dans l'éducation de la jeunesse, parce que beaucoup de jeunes gens se jettent dans les bras de la souffrance et de la mort, faute de connaître le mécanisme et la fragilité de notre être.

Il n'en est pas de même de l'anatomie physiologique : elle a besoin d'une réforme ; la vie et ses propriétés sont fautives dans leurs définitions; ses propriétés vitales, c'est-à-dire la mobilité, la sensibilité, la caloricité, ces trois propriété qui vivifient la matière organisée, végétale et animale, doivent être définies par leurs causes, et non par leurs effets, comme on l'a fait jusqu'à présent.

Pour les physiologistes, le principe vital est un être hypothétique et indéfini, un inconnu. Démontrer ce qu'il est et d'où il nous vient, cela seul pourra éclairer la science.

Les auteurs anciens et modernes qui ont écrit sur la médecine et les sciences accessoires sont tombés dans l'erreur; entraînés les uns après les autres, ils ont tous échoué, parce qu'ils manquaient de base de connaissance, et par cela seul ils se contredisent tous.

Le premier article de la matière de l'hygiène, dénommé *circumfusa*, l'air et les différens principes qu'il contient, la terre, l'eau, et tous les phénomènes météoriques, souterrains et hydrauliques, qui modifient, attirent ou changent, la disposition habituelle des lieux et des corps; ce seul article, défini tel qu'il doit l'être, et non tel qu'on le définit, éclaire tous les autres articles de la même science.

Passant à la pathologie générale, interne, divisée en quatre chapitres, en nosologie, étiologie, symptomatalogie et séméiologie; cette science nous enseigne à connaître les maladies du corps et de l'esprit, leur nature, leurs causes, leurs symptômes. Pour prouver les erreurs de tous ceux qui ont décrit la nature et les causes de nos maladies, je dirai que ce n'a été que d'après ses symptômes qu'ils ont classé les causes et la nature de nos maux, et qu'ils n'ont pas observé que les symptômes n'en sont que les effets, et non la cause.

Si quelques uns ont prétendu avoir trouvé les causes de nos maladies, parce qu'ils auront aperçu, à l'ouverture cadavérique, telle ou telle autre partie de notre corps lésée ou détruite, je répondrai que cette lésion est purement et simplement l'effet de la cause, et non la cause elle-même.

Si les causes d'un grand nombre de nos maladies sont inconnues, c'est que la nature, la matière et l'esprit, ont été mal connus, et par conséquent mal définis. Il s'en est suivi de là que les sectateurs d'Hippocrate, de Galien, de Brown, les matérialistes, les humoristes, les solidistes, etc., ont tous erré, parce qu'ils n'ont connu nos maladies que par leurs effets, hors celles qui nous arrivent par accident, comme une chute, un coup d'épée, ou du poison, etc.

Il en a été de même des remèdes.

Quand on connaîtra les causes visibles ou invisibles de nos maladies, tant aiguës que chroniques, tant internes qu'externes, on verra alors qu'une seule cause peut produire cinquante effets ou symptômes, et par conséquent cinquante maladies, et qu'il ne faut pas cinquante remèdes pour les guérir.

On verra de plus que, si nos maladies aiguës nous jettent dans des maladies chroniques, ou dans la tombe, ce ne sont que les remèdes qui ont augmenté la cause, au lieu de la détruire, surtout les vomitifs, les purgatifs, les narcotiques et les rafraîchissans ou débilitans.

Je le répète encore, jusque aujourd'hui la médecine n'est qu'une science conjecturale, et c'est cette seule cause qui a donné prise à tant de charlatans qui, profitant de la crédulité publique pour se faire riches, ont composé des élixirs, des poudres, des pilules, des colires des eaux, des onguens, des électuaires, des potions, des cérats, des emplâtres, des cataplasmes, etc.

Que l'on jette un coup d'œil sur les pharmacopées : c'est là que l'on voit figurer beaucoup de ces remèdes secrets. On jugera par-là si ce sont des médecins qui se sont faits charlatans, ou des charlatans qui se sont faits médecins.

Enfin, on ne peut pas disconvenir que la médecine est un chaos, la véritable tour de Babel. Les auteurs modernes ont voulu corriger les anciens, tous ont voulu faire de l'esprit en innovant, et la médecine n'a gagné en tout cela que des noms tirés d'une langue étrangère, et de contradiction en contradiction, on l'a embrouillée au lieu de l'éclairer : de manière que les vieux médecins avec les jeunes ne se comprennent plus, tant pour discuter sur la maladie que sur le remède, puisqu'une seule maladie a plusieurs modes de traitemens, et porte cinq à six noms différens. Il en est de même des remèdes.

Qu'un médecin fasse la médecine agissante ou expectante, je prouverai, et l'on pourra s'en convaincre, que, tant qu'il agira sans connaître la cause du mal, il marchera en aveugle ; et, par ses remèdes, s'il ne les ordonne que d'après les vertus qu'on leur attribue, et non d'après les principes qui les créent et les composent, il mettra en danger le patient.

Si, par contraire, il attend que, par des symptômes, la nature ait parlé, pour agir, il court le risque, la nature étant devenue muette, et la cause prédominant, de détruire un ou plusieurs viscères, comme les poumons, l'estomac, le foie, la rate, le cœur, les vaisseaux artériels ou veineux, la moele cervicale ou dorsale, etc., ou de corrompre nos liquides. Quand le coup est porté, les remèdes sont nuls, la mort s'ensuit, parce que le mécanisme est rompu.

Que nous dit le médecin quand son malade meurt? Il vous dit que la nature n'a pas voulu agir. Que vous dit-il quand il échappe? Il vous dit qu'il a suivi, guidé, soulagé, la nature. Il a beau dire, il ne peut ni suivre, ni guider, ni soulager, ce qu'il ne connaît pas, parce que la nature est un nom mal défini, par conséquent indéfini, un inconnu.

Vous voyez par ce simple aperçu qu'il est très-essentiel pour nous tous qu'une nouvelle pathologie classe nos maladies d'après les causes, et non d'après les effets; et pour cela il faut que la chimie, la physique et la métaphysique, en montant encore un échelon, nous guident et nous éclairent.

Une explication vraie, exacte, chimique et physique, de la nature et de ses agens, peut seule éclairer toutes les sciences, et faire cesser cette incertitude et ces contradictions dans lesquelles nous vivons depuis si long-temps.

Passant à la pathologie externe ou chirurgicale, je dois avouer que cette branche de la médecine, étant simplifiée, a fait de grands progrès. On peut s'en convaincre. Là, on peut juger du bien et du mal, parce que tout est visible. Il est à présumer que désormais la pathologie interne et la thérapeutique, éclairées et simplifiées, accorderont à un seul et au plus instruit l'honneur et la gloire de traiter et guérir toutes nos maladies.

Venant à la thérapeutique, j'observerai que cette science a besoin, comme la pathologie interne, d'une entière réforme. Pour classer les médicamens, tant externes qu'internes, on a pris pour guide l'expérience; mais l'expérience nous prouve tous les jours qu'un médicament agit sur l'un et ne fait rien sur l'autre, ou fait un effet tout contraire à celui qu'on en attendait. Quelle en est la cause? On l'ignore.

Une explication claire, sûre et palpable, de

la nature, de la matière et de l'esprit, pourra seule nous l'apprendre : car la matière et l'esprit peuvent, par l'analyse, devenir de visibles invisibles, et d'invisibles devenir visibles, et par la synthèse être rendus visibles ou invisibles.

Les médicamens se divisent en médicamens alimenteux ou médicamenteux, ou, si vous aimez mieux, en alimens, en médicamens et en poisons. Les alimens peuvent devenir médicamens ou poisons; les médicamens peuvent devenir alimens ou poisons; les poisons peuvent devenir alimens ou médicamens. Si l'on ignore pourquoi et comment tout cela s'opère, c'est que tout a été mal interprété, mal connu, mal défini.

Les médicamens, c'est-à-dire les vomitifs, les purgatifs, les vermifuges, les fébrifuges, les narcotiques, les toniques, les rafraîchissans, les sudorifiques, les stomachiques, les incisifs, les maturatifs, les astringens, etc., pris dans les trois règnes, ne sont connus que par leurs effets toujours incertains.

Toutes les pharmacopées ne sont qu'un amas de recettes, de remèdes, la plupart insignifians, et généralement peu sûrs, puisqu'il n'y a point de spécifique sans la nature.

Une seule plante ou substance a cinq ou six vertus; on la voit figurer dans différentes recettes contradictoires.

Il ne suffit pas de savoir que le kina ou quinine, la centaurée, coupent les fièvres: il est essentiel de savoir pourquoi et comment ils les coupent, c'est-à-dire d'en connaître la cause, puisqu'on en connaît les effets; et c'est ce qu'on ignore. Il en est de même des autres remèdes.

En administrant certains médicamens, au lieu de secourir la nature, on lui donne un ennemi de plus qu'elle a à combattre, parce qu'on ne sait ni ce qu'elle est, ni d'où elle vient, ni ce qui la compose. Par exemple, toutes nos maladies s'annoncent par inflammation, irritation et chaleur; on en connaît les effets sans en connaître la cause : d'après ces signes, on fait usage des purgatifs, des vomitifs, des rafraîchissans ou débilitans. Les vomitifs, les purgatifs, sont tous irritans ; les rafraîchissans ne rafraîchissent que momentanément; la saignée, comme débilitante, n'est utile que dans la plétore. Des praticiens l'admettent dans beaucoup de maladies : il en résulte de tristes effets. Il en est de même de ceux qui toujours purgent, ou font vomir, ou rafraîchissent. Quand les uns ou les autres connaîtront ce que c'est que la nature, la matière et l'esprit, ils verront avec effroi tous les maux qu'ils auront causés et qu'ils causent encore par leur pratique.

La mésintelligence, les contradictions, l'incertitude, qui règnent parmi les praticiens, soit pour la maladie, soit pour le remède, suffiraient pour prouver l'erreur.

Passant à la botanique ou l'histoire naturelle, qui nous enseigne à connaître les végétaux, les animaux et les minéraux, les végétaux nous fournissent des alimens, des médicamens et des poisons; les animaux nous fournissent des alimens, très-peu de remèdes et fort peu de poisons; les minéraux ne nous fournissent que des remèdes, des poisons très-énergiques et toujours dangereux.

Les poisons qu'on retire des trois règnes corrodent ou coagulent : on en connaît les effets sans en connaître la cause.

Il existe plus de soixante mille plantes; la médecine n'en emploie, n'en connaît qu'environ cinq cents : les autres sont censées n'avoir aucune vertu. Là-dessus l'on se trompe encore : le principe qui crée les trois règnes est toujours le même; il ne diffère que de plus ou de moins. Ce principe connu dissipera les erreurs.

La chimie, la physique et la métaphysique, s'éclairent l'une par l'autre. Il existe dans toutes les trois des erreurs : je ne parlerai que de la chimie, vu que c'est elle qui doit faire marcher les deux autres.

Les anciens chimistes reconnaissaient quatre élémens ou principes : l'air, le feu, l'eau et la terre. Le phlogiste les renversa. Pendant le règne du phlogiste, toutes les combinaisons connues alors s'expliquaient et marchaient : de nouvelles découvertes mirent au jour l'oxigène, l'hydrogène, l'azote et le carbone, et renversèrent le phlogistique. Aujourd'hui, je suis convaincu que ces quatre corps qu'on nous a donnés comme corps simples sont composés, et n'expliquent rien, de même que tant d'autres corps que l'on croit simples, parce qu'on n'a pu les décomposer.

Les définitions des acides, des alcalis, des oxides, les corps brûlés ou débrûlés, les affinités, les agrégations, les attractions, les réactifs, tout est faux, tout doit être changé, rien ne marche; on est embarrassé de tout, parce que le principe de tout a été méconnu : par conséquent tout a été mal connu et mal défini.

La chimie a eu trois révolutions; une quatrième est nécessaire et inévitable, parce que nos découvertes, nos connaissances, sont trop multipliées et trop élevées pour pouvoir s'en tenir là : de manière qu'il faut qu'une nouvelle théorie, ayant pour base la simplicité, puisse nous expliquer ce qui n'a pu être expliqué jusque aujourd'hui.

A présent, Messieurs, que j'ai mis au jour quelques unes des erreurs principales dans lesquelles la médecine et les sciences accessoires sont tombées, je veux, avec votre approbation, vous donner le précis de ma nouvelle théorie, qui expliquera et fera connaître chimiquement, physiquement et métaphysiquement, ce que l'on nomme nature, matière et esprit.

Vous connaîtrez quel est l'agent qui donne le branle annuel et diurne à notre globe.

Elle vous apprendra à décomposer et à recomposer la lumière, le calorique, l'électricité, l'oxigène, l'hydrogène, l'azote et le carbone, et les autres corps regardés comme corps simples.

Vous verrez quel est l'agent qui, se servant de la matière comme d'une matrice, forme les corps durs, liquides, mous, élastiques, transparens, opaques et gazeux. Vous apprendrez à connaître ce qui donne le doux, l'amer, l'aigre, l'acerbe, l'insipide, etc.; ce qui donne les couleurs, le rouge, l'orangé, le jaune, le vert, le bleu, l'indigo, ainsi que les odeurs.

Elle vous démontrera le principe qui forme les acides, les alcalis, les oxides, les réactifs, les affinités, les agrégations, les attractions, etc., et donnera enfin une connaissance vraie, exacte et palpable, de tous les corps, tant matériels et spiritueux que gazeux.

L'anatomie descriptive m'a démontré que notre corps n'est qu'une machine qui suit exactement les lois de l'hydraulique, de la statique, de l'hydrostatique et de la mécanique; de plus, un amas de vaisseaux, de réservoirs, de filtres de différentes dimensions, et de si menus que notre vue ne peut distinguer, communiquant de l'un à l'autre pour servir de passage à ce même agent que vous nommez esprit vital, qui, continuellement en mouvement, se portant du centre à la circonférence et de la circonférence au centre, charrie avec lui dans son cours les matériaux nécessaires à son existence, ou pour l'augmentation ou la réparation de sa prison, qu'il ne quitte que lorsque des obstacles qu'il ne peut vaincre arrêtent son mouvement : alors il détruit son ouvrage.

L'anatomie physiologique vous apprendra quel est l'agent qui donne la sensibilité, la mobilité, la caloricité, par conséquent vous connaîtrez ce que c'est que la vie.

L'hygiène vous démontrera ce que c'est que l'air et ce qui le compose.

La pathologie interne vous fera connaître les causes visibles ou invisibles de nos maladies tant aiguëes que chroniques, tant internes qu'externes, et ce ne sera que par le développement et la connaissance que vous aurez de la nature et de ses agens, de la matière et de l'esprit, que vous verrez que l'augmentation ou la diminution de l'un ou l'autre nous donnent telle ou telle autre maladie; que, pour la guérir, il ne faudra que diminuer ou augmenter l'un ou l'autre. Partant de là, vous connaîtrez ce qui cause la peste, la fièvre jaune, fièvre éphémère, fièvre putride, fièvre maligne, le cancer, les dartres, le scorbut, le rhumatisme, l'hydropisie, la goutte, la paralysie, et cent autres maladies; et de plus, cette connaissance vous fournira les moyens de les prévenir ou de les guérir par un traitement simple, pourvu que vous n'ayez pas donné à la cause le temps de détruire nos solides, ou de corrompre nos liquides en totalité.

La thérapeutique nous fera connaître et classer les médicamens d'après leurs causes, et non d'après les effets ou vertus qu'on leur attribue ou qu'on leur donne.

Enfin tout s'expliquera et tout marchera avec simplicité comme la nature elle-même.

Si cependant vous doutez de ma nouvelle théorie et de tout ce que j'avance, je m'offre de vous en fournir des preuves, et pour cela vous n'avez qu'à me donner la permission de la mettre à exécution où bon il me plaira, m'obligeant de traiter et de guérir par des moyens très-simples, pas du tout nuisibles, toutes les maladies que l'on croit incurables, laissant de côté les vomitifs, les purgatifs, etc, en prélevant cependant celles qui ne sont produites que par la destruction de quelques viscères.

Grasse, l'an 1824.

TEMPLIER aîné.

---

www.ingramcontent.com/pod-product-compliance
Ingram Content Group UK Ltd.
Pitfield, Milton Keynes, MK11 3LW, UK
UKHW021029260726
13994UKWH00005B/2041